AF500346

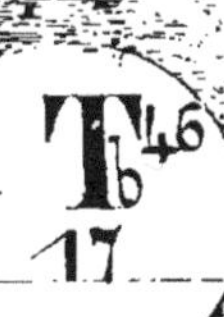
Tb46
17

46

Tb 17.

EXAMEN

DE LA

THÉORIE DE M. LONGET

RELATIVE

A LA TRANSMISSION DES IMPRESSIONS SENSITIVES;

PREMIÈRE PARTIE D'UN MÉMOIRE INTITULÉ :

RECHERCHES EXPÉRIMENTALES SUR LES VOIES DE TRANSMISSION DES IMPRESSIONS SENSITIVES ET SUR DES PHÉNOMÈNES SINGULIERS QUI SUCCÈDENT A LA SECTION DES RACINES DES NERFS SPINAUX;

PAR

M. LE DOCTEUR E. BROWN-SÉQUARD,

Lauréat de l'Académie des sciences,
vice-président de la Société de Biologie, professeur particulier de physiologie, etc.

Paris. — Imprimé par E. Thunot et Ce, rue Racine, 26, près de l'Odéon.

RECHERCHES EXPÉRIMENTALES

SUR LES VOIES DE TRANSMISSION

DES IMPRESSIONS SENSITIVES

ET SUR DES PHÉNOMÈNES SINGULIERS

QUI SUCCÈDENT A LA SECTION DES RACINES DES NERFS SPINAUX.

Des théories principales qui ont été émises, avant la nôtre, sur la voie de transmission des impressions sensitives dans la moelle épinière, il en est deux qui ont joui pendant longtemps de la faveur publique. L'une d'elles, soutenue avec passion par M. Longet, était admise en France par presque tout le monde. L'autre, que Bellingeri, Schœps, Stilling et d'autres physiologistes avaient soutenue avec talent, était acceptée comme vraie presque partout en Allemagne. Nous avons déjà, dans de précédents mémoires, fait en partie l'histoire critique de ces théories (1). Nous allons compléter ici notre examen à leur égard; cela fait, nous exposerons plusieurs faits nouveaux qui nous semblent mériter au plus haut degré l'attention des physiologistes et des médecins.

---

(1) Voyez GAZ. MÉD. DE PARIS; 1855, p. 566 et 579; et les MÉMOIRES DE LA SOCIÉTÉ DE BIOLOGIE POUR 1855, vol. II, 2e série, p. 55-72.

PREMIÈRE PARTIE.

EXAMEN DE LA THÉORIE DE M. LONGET.

Après avoir attentivement cherché sur quelles bases M. Longet a fondé sa théorie relative à la voie de transmission des impressions sensitives dans le centre nerveux cérébro-spinal, on est profondément surpris de deux choses : la première, c'est que l'auteur de cette théorie ait pu la proposer ; la seconde, c'est que le public ait pu l'admettre. En effet : 1° elle n'a pas en sa faveur une seule preuve directe, expérimentale ou clinique ; 2° plusieurs de ses parties sont en contradiction l'une avec l'autre, ou avec des faits et des théories que l'auteur admet comme vrais ou probables ; 3° il existe contre elle un grand nombre des faits anatomiques, physiologiques et cliniques.

Dans l'histoire des sciences, on trouve de nombreux exemples de théories qui ont été proposées et généralement acceptées, bien qu'elles n'eussent pas de solides fondements ; mais nous ne connaissons pas d'exemple d'admission si générale d'une théorie manifestement fausse, que ce qui a eu lieu à propos de la théorie de M. Longet.

Pour comprendre comment elle a pu être si bien reçue, nous ne trouvons pas d'autres raisons que celles-ci : en premier lieu, l'habileté de l'auteur de la théorie, qui l'a si intimement unie à une autre parfaitement vraie, que les preuves de cette dernière ont paru être des preuves de la première ; en second lieu, l'apparente simplicité de la théorie, qui la rendait acceptable sans travail ; enfin, l'absence de l'esprit d'examen et de critique dans le journalisme et dans le public médical en France.

Peut-être le langage si absolu, dont voici un curieux exemple, explique-t-il aussi le succès de cette théorie. En parlant des résultats de ses recherches sur les racines des nerfs spinaux et sur les cordons de la moelle épinière, M. Longet va jusqu'à dire : « Nous ne craignons pas d'affirmer que les expériences qui les ont révélés peuvent prendre place *à côté des meilleures que la physique possède*, et qu'enfin ils établissent entre les faisceaux de la moelle des différences aussi incontestables que celles qui existent entre les deux ordres de racines des nerfs spinaux » (1).

---

(1) TRAITÉ D'ANAT. ET DE PHYSIOL. DU SYST. NERV.; 1843, t. I, p. 275.

Avant d'essayer de démontrer que la théorie de M. Longet est entièrement inexacte, nous croyons devoir rappeler en quoi elle consiste. Les propositions suivantes en résument fidèlement les principales parties :

1° Toutes les fibres des nerfs rachidiens qui servent à la transmission des impressions sensitives pénètrent, avec les racines postérieures, dans les cordons ou faisceaux postérieurs de la moelle épinière, et se portent à l'encéphale dans ces cordons.

2° La transmission des impressions sensitives à l'encéphale ne s'opère, dans la moelle épinière, que par les cordons ou faisceaux postérieurs.

3° Arrivés à la moelle allongée, les cordons postérieurs prennent le nom de corps restiformes. De même que les cordons postérieurs de la moelle épinière sont les seules parties sensibles de cet organe, de même les corps restiformes sont les seules parties sensibles de la moelle allongée; d'où il suit que, dans la moelle allongée, la transmission des impressions s'opère uniquement par les corps restiformes.

4° Les fibres des corps restiformes se portent en majeure partie au cervelet et le reste à la protubérance; d'où il suit que les impressions sensitives venues du tronc et des membres se portent en très-grande partie au cervelet, et en moindre partie à la protubérance.

5° Le cervelet n'étant pas un centre de perception des impressions sensitives, il en résulte que les fibres sensitives si nombreuses qui lui viennent des corps restiformes doivent nécessairement le traverser et en sortir. Elles passeraient, pour en sortir, par les pédoncules antérieurs du cervelet (*processus cerebelli ad testes*), et se porteraient au-dessous des tubercules quadrijumeaux, où se ferait principalement, sinon entièrement, leur entrecroisement.

6° Les fibres sensitives qui n'ont pas traversé le cervelet iraient aussi s'entrecroiser au niveau du bord antéro-supérieur de la protubérance annulaire, d'où il suit que l'entrecroisement des fibres sensitives du tronc et des membres se ferait surtout, sinon entièrement, là où l'on soutient que s'entrecroisent les *processus cerebelli ad testes.*

7° Après s'être entrecroisées, les fibres sensitives se porteraient aux couches optiques, aux corps striés et aux lobes cérébraux.

8° Les fibres sensitives des nerfs crâniens prennent leur origine sur les prolongements des cordons postérieurs de la moelle épinière dans l'encéphale, et il n'y a pas de fibres motrices qui prennent leur origine sur ces prolongements.

9° La substance grise dans la moelle épinière, dans la moelle allongée, etc., n'est pas conductrice, et la propriété de conduire ou de transmettre, soit les impressions sensitives, soit les ordres de la volonté, n'appartient qu'à la substance blanche.

Voilà quelles sont les principales parties de la théorie de M. Longet. Quels sont les faits sur lesquels il a essayé de la fonder? Nous le répétons, cet écrivain distingué ne rapporte aucun fait anatomique, expérimental ou clinique qui puisse servir directement de preuve à cette doctrine. Nous avons montré ailleurs (1) que les faits cliniques recueillis par M. Longet, et qu'il a rapportés comme prouvant que, lorsque les cordons postérieurs sont lésés chez l'homme, la sensibilité se perd, ne peuvent rien prouver à cet égard, puisque dans ces cas les racines postérieures qui, certainement, sont les voies de transmission des impressions sensitives, étaient lésées. Les faits cliniques qui peuvent prouver quelque chose à l'égard des fonctions des cordons postérieurs, sont ceux où ces parties sont lésées sans que les racines postérieures le soient. Or nous avons réuni plus de vingt cas de ce genre publiés par des observateurs du plus grand mérite, et dans tous ces cas la sensibilité était conservée plus ou moins complétement, suivant que la lésion s'étendait plus ou moins à la substance grise de la moelle.

Quant aux faits anatomiques, M. Longet, pour démontrer sa théorie, aurait dû faire voir que les fibres sensitives suivent le trajet que nous avons fait connaître et qu'elles doivent nécessairement suivre si la théorie est vraie. Or M. Longet est obligé de déclarer que ce n'est qu'une pure supposition de sa part que les fibres sensitives traversent le cervelet d'arrière en avant.

Reste l'expérimentation. Nous avons dit, ailleurs (2), ce que sont ces expériences que, suivant l'auteur, on peut placer au nombre des meilleures que la physique possède. Quoi qu'il en soit, admettons que ces expériences aient donné les résultats que M. Longet rapporte, et

(1) Voyez les COMPTES RENDUS DE L'ACAD. DES SCIENCES, 1847, t. XXIV, p. 390. — Voyez aussi GAZ. MÉDIC. DE PARIS, 1855, p. 566; et MÉMOIRES DE LA SOCIÉTÉ DE BIOLOGIE POUR 1855, p. 57.

(2) GAZ. MÉDIC. DE PARIS, 1855, p. 566; MÉMOIRES DE LA SOCIÉTÉ DE BIOLOGIE POUR 1855, p. 56.

voyons ce que prouvent ces résultats. Ils font voir que les seules parties sensibles de la moelle épinière et de la moelle allongée sont les cordons postérieurs et les corps restiformes. Voilà le seul fait, la seule apparence de preuve que M. Longet mentionne pour l'établissement de sa théorie. Nous trouvons bien ailleurs un autre fait qui, suivant ce physiologiste, prouverait que la substance grise ne conduit pas les impressions sensitives, mais nous ferons voir plus loin que ce fait ne justifie pas la conclusion que M. Longet en a tirée.

La moelle épinière n'étant sensible que dans ses cordons postérieurs, M. Longet en conclut que les impressions sensitives ne se transmettent à l'encéphale que par ces cordons. Depuis que nous avons fait voir combien cette conclusion est illégitime, on a prétendu que jamais l'écrivain dont nous examinons la doctrine n'avait soutenu que les cordons postérieurs sont la seule voie de transmission des impressions sensitives. On oublie que cette manière de voir est la pierre angulaire du système si ardemment prôné par M. Longet, et que s'il ne l'avait pas admise et s'il ne l'avait pas fait admettre à presque tous les médecins français, son grand travail de 1841 et les ouvrages qu'il a publiés depuis cette époque n'auraient eu qu'une bien faible part du succès qu'ils ont obtenu. Du reste, on trouve à chaque instant dans les publications de M. Longet des assertions très-positives à l'égard de la fonction qu'il attribue exclusivement aux cordons postérieurs. Nous nous bornerons, à ce sujet, à citer les phrases suivantes : « Ces expériences, dit l'auteur (1), révèlent donc entre les cordons médullaires des différences *fonctionnelles* aussi incontestables que celles qui existent entre les deux ordres de racines des nerfs spinaux. » Ailleurs (2), M. Longet dit : « Dans notre opinion, il est démontré *que les impressions des membres et du tronc*, qui doivent parvenir à la conscience, *se propagent exclusivement par les cordons postérieurs de la moelle épinière jusqu'à l'encéphale.* » Ailleurs encore : « Quant au bulbe rachidien, il est sensible seulement à sa face postérieure, où se rencontrent les corps restiformes; ceux-ci continuent les cordons postérieurs de la moelle qui, jouissant d'une exquise sensibilité dans toute la longueur de cet organe, sont destinés, comme on l'a vu, *à la transmission des impres-*

(1) Traité de physiol., 1850, t. II, B, p. 9.
(2) *Loco cit.*, p. 56-57.

sions (1). Enfin, à propos des corps restiformes, M. Longet dit (2) : « *Ils sont exclusivement en rapport avec la transmission des impressions sensitives à l'encéphale.* »

Nous avons dit que la théorie de M. Longet conduit à des contradictions flagrantes, et qu'il est surprenant que l'auteur et le public n'aient pas vu, par ces contradictions, que la théorie n'était pas admissible. Nous nous bornerons à signaler ici les principales de ces contradictions.

1re *Contradiction.* M. Longet se refuse à admettre que la substance grise puisse conduire les impressions sensitives, parce qu'elle est insensible, et il admet que le cervelet, quoique insensible, conduit les impressions sensitives. De plus, il croit que les cordons postérieurs de la moelle, parce qu'ils sont la seule partie sensible de la moelle, sont la seule voie de transmission des impressions; et il croit que le cervelet, bien qu'insensible, est aussi une voie de transmission des impressions. Il est évident que l'une ou l'autre de ces assertions opposées n'est pas vraie : ou bien la transmission des impressions peut se faire par une partie insensible comme le cervelet, et alors la substance grise de la moelle peut être un organe de transmission, et les cordons postérieurs peuvent ne pas être la voie unique de transmission des impressions; ou bien la transmission des impressions sensitives ne peut se faire que par une partie sensible, et alors la transmission des impressions ne peut pas avoir lieu à travers le cervelet.

2e *Contradiction.* Le cervelet, suivant M. Longet, serait traversé par la majeure partie des fibres sensitives du tronc et des membres; or, suivant le même auteur, la protubérance annulaire serait ce qu'il appelle le *siége de la sensibilité*, c'est-à-dire le centre percepteur des impressions de douleur et de plus des impressions tactiles (3). Il est évident que l'une ou l'autre de ces deux assertions n'est pas vraie, car si la protubérance est le centre unique ou principal des perceptions de douleur et de tact, la plupart, sinon toutes les fibres sensitives, devraient y arriver, et, conséquemment, elles ne se porteraient pas en majorité au cervelet.

3e *Contradiction.* L'ablation du cervelet, suivant plusieurs expéri-

---

(1) Traité de physiologie, 1850, t. II, B., p. 33.

(2) *Loco cit.*, p. 214.

(3) *Loco cit.*, p. 36-39.

mentateurs et suivant M. Longet lui-même, ne détruit pas la sensibilité et ne paraît même pas la diminuer; au contraire, elle semble l'augmenter. Ainsi les lapins, qui, lorsqu'ils sont à l'état normal, ne crient pas quand on leur pince la queue, crient, au contraire, ainsi que le dit M. Longet, sous l'influence de cette excitation après qu'on leur a enlevé le cervelet (1). Or, suivant ce physiologiste, la majorité des fibres sensitives du corps passant par le cervelet, il est évident que l'ablation du cervelet devrait diminuer la sensibilité d'une manière très-notable. Il résulte de là que, ou bien les fibres sensitives ne passent pas en majorité par le cervelet, ou bien l'extirpation de cet organe produit l'inverse de ce que dit M. Longet.

4e *Contradiction.* Il existe des faits pathologiques, et M. Longet lui-même en rapporte (2), qui démontrent qu'une lésion limitée à une moitié latérale de la protubérance, produit la perte complète de la sensibilité dans la moitié opposée du corps. Comment concilier ce fait avec cet autre prétendu fait que les fibres sensitives ne passent qu'en petit nombre dans la protubérance, et que la majorité de ces fibres passent par le cervelet?

Après cet exposé des contradictions les plus frappantes auxquelles conduit forcément la théorie suivant laquelle les cordons postérieurs de la moelle sont la seule voie de transmission des impressions sensitives venues du tronc et des membres, nous répéterons ce que nous avons dit avant de faire cet exposé. Comment est-il possible que M. Longet ait proposé une théorie contre laquelle il connaissait des faits si décisifs, et comment se fait-il aussi que le public médical, en France au moins, ait admis sans réserve une théorie conduisant si manifestement à de si grandes contradictions?

Il faut souvent bien plus d'efforts pour déraciner une erreur que pour établir une vérité : nous nous en apercevons tous les jours; mais notre persévérance ne se lassera pas, et nous osons espérer que les personnes qui liront avec quelque attention, et ce que nous avons dit des contradictions auxquelles conduit le système de M. Longet, et l'exposé que nous allons faire des faits expérimentaux, cliniques et anatomiques qui sont contraires à ce système, reconnaîtront combien il est erroné.

---

(1) Traité d'anat. et de phys. du syst. nerv., 1843, t. I, p. 457.

(2) *Loco cit.*, p. 445-452.

§ 1. — FAITS EXPÉRIMENTAUX CONTRAIRES A LA THÉORIE DE M. LONGET.

1° SECTION TRANSVERSALE DES CORDONS POSTÉRIEURS DE LA MOELLE ÉPINIÈRE ET DES CORPS RESTIFORMES DE LA MOELLE ALLONGÉE. Il est clair qu'après cette opération, si ces parties sont les seules voies de transmission des impressions sensitives à l'encéphale, ainsi que le soutient M. Longet, nous devrions trouver la sensibilité complétement perdue dans les parties du corps qui reçoivent leurs nerfs du centre nerveux rachidien, en arrière de la section. Eh bien! ainsi que je l'ai découvert, il n'y a alors ni perte ni diminution de sensibilité, et, tout au contraire, il y a augmentation.

Il ne peut plus y avoir de doutes maintenant sur la réalité de ce fait. J'en ai rendu témoins tous les médecins de Paris qui ont voulu le voir; je l'ai fait constater par nombre de physiologistes distingués de Londres et d'Allemagne; et enfin, le remarquable rapport de M. P. Broca à la Société de biologie, et le lucide rapport de M. Cl. Bernard à l'Académie des sciences, ont confirmé de la manière la plus positive l'exactitude du résultat de cette expérience. Mais il y a quelque chose de plus pour confirmer ce que j'ai avancé à l'égard de l'existence de l'hyperesthésie, après la section transversale totale ou partielle des corps restiformes, c'est que M. Longet lui-même, *sans s'en douter, il est vrai*, a fait cette expérience et en a obtenu le même résultat que j'en obtiens. En effet, M. Longet a constaté, comme d'autres expérimentateurs, qu'après l'ablation du cervelet, les lapins crient quand on leur pince la queue. (Il aurait pu ajouter, ou les membres.) Or pour enlever la totalité du cervelet, il faut couper les corps restiformes à l'endroit où ils s'unissent à cet organe D'un autre côté, l'existence des cris après un pincement, chez un lapin, est une preuve d'hyperesthésie. Il suit de là que, sans s'en douter, M. Longet avait fait une section transversale d'une grande partie des corps restiformes, et qu'il avait constaté, toujours sans s'en douter, que cette section, loin de détruire la sensibilité ou de la diminuer notablement, est suivie d'une augmentation de sensibilité. C'était là une expérience décisive contre sa théorie. Certes, après un fait comme celui-là, on pourrait s'arrêter et dire : La théorie est morte, son auteur lui-même lui a donné le coup de grâce. Mais le public médical, en France au moins, désire plus de preuves : nous allons lui en donner.

2° SECTION TRANSVERSALE DES CORDONS POSTÉRIEURS ET DES CORPS RESTIFORMES EN PLUSIEURS POINTS.

Exp. I. — Sur un gros et vigoureux lapin, nous mettons la moelle épinière à nu depuis l'origine de la huitième paire dorsale jusqu'à celle de la quatrième paire lombaire, et, après nous être assuré que la sensibilité persiste partout à l'état normal, nous coupons transversalement le cordon postérieur droit au niveau de la huitième paire dorsale. Quelques instants après nous constatons que le membre postérieur droit est plus sensible que les autres membres. Nous coupons alors le cordon postérieur gauche, au même endroit où nous avons fait la première section.

Un moment après, nous constatons que le membre postérieur gauche est plus sensible qu'avant l'opération, et plus sensible que les membres antérieurs. Les deux membres postérieurs sont alors dans un état d'hyperesthésie évident. Nous coupons alors successivement les cordons postérieurs en huit ou dix points différents, depuis l'endroit de la première section jusqu'à l'endroit d'où naît la quatrième paire lombaire, et nous constatons, après chaque section, que l'hyperesthésie continue d'exister dans les membres postérieurs (1).

Nous laissons l'animal en repos pendant une heure, et après nous être assuré de nouveau que l'hyperesthésie persiste dans les membres postérieurs, et que la sensibilité des membres antérieurs est à l'état normal, nous mettons à nu la moelle allongée et la partie supérieure de la moelle épinière. Cela fait, nous nous assurons de nouveau que la sensibilité ne s'est pas modifiée dans les membres antérieurs et postérieurs, puis nous coupons en travers les cordons postérieurs au niveau du bec du calamus. Si l'animal ne meurt pas par l'entrée de l'air dans les veines (2), nous trouvons, après quelque temps, que la sensibilité s'est augmentée partout. Les membres antérieurs, qui avaient une sensibilité normale, deviennent hyperesthétiques et les membres postérieurs, qui étaient déjà hyperesthétiques, le deviennent

(1) Pour l'indication des procédés à l'aide desquels nous jugeons du degré de la sensibilité, voy. Gaz. Méd. de Paris, 1855, p. 579-80, et Mém. de la Soc. de biologie pour 1855, p. 62-65.

(2) L'air entre souvent dans les veines à la suite de blessures faites à la moelle allongée et à la partie supérieure de la moelle épinière. C'est surtout par suite de cet accident que la mort a lieu si subitement quand, en répétant l'expérience célèbre de M. Flourens, on enlève le v gris qui se trouve dans le bec du calamus scriptorius. Quand on réussit à faire cette dernière expérience sans qu'il entre d'air dans les veines, ordinairement l'animal y survit quelques heures ou même quelques jours.

davantage. Si l'on ajoute aux sections déjà faites celle des corps restiformes, l'hyperesthésie persiste partout où elle existait.

3° ABLATION D'UNE PORTION DES CORDONS POSTÉRIEURS.

Exp. II. — Sur un gros et vigoureux lapin, nous mettons la moelle épinière à nu depuis la huitième vertèbre dorsale jusqu'à la quatrième vertèbre lombaire, puis nous disséquons et nous enlevons les cordons postérieurs, dans une étendue de 5 à 6 centimètres. Nous laissons l'animal en repos pendant quelque temps, puis en examinant l'état de la sensibilité dans les membres postérieurs, nous y constatons l'existence d'une hyperesthésie très-marquée.

4° ABLATION DES CORPS RESTIFORMES.

Exp. III. — Sur un lapin adulte, nous disséquons les corps restiformes, nous les séparons du reste de la moelle allongée dans toute leur longueur, puis nous les enlevons. Après quelque temps, l'animal, examiné avec soin, est trouvé hyperesthétique partout, excepté à la face, dont la sensibilité est presque complétement perdue.

Cette expérience, et les deux précédentes, ne peuvent laisser de doutes à l'égard de la conclusion suivante : la transmission des impressions sensitives ne se fait pas exclusivement, comme l'a soutenu M. Longet, par les cordons postérieurs et les corps restiformes. Mais ces expériences laissent indécise la question de savoir s'il n'y aurait pas quelques fibres sensitives montant le long de ces cordons vers l'encéphale. Les faits suivants montrent qu'il n'y a pas de ces fibres dans les cordons postérieurs.

5° SECTION LONGITUDINALE DE LA MOELLE ÉPINIÈRE PASSANT PAR LE PLAN MÉDIAN ANTÉRO-POSTÉRIEUR DE CET ORGANE. — Après avoir fait une telle section dans toute l'étendue du renflement lombaire, la sensibilité est perdue dans les deux membres postérieurs. Après une semblable section dans toute l'étendue du renflement cervico-brachial, la sensibilité est perdue dans les membres antérieurs et conservée dans les postérieurs.

Dans ces expériences, les cordons postérieurs ne sont pas lésés, ils ne sont que séparés l'un de l'autre. D'après la théorie de M. Longet, la sensibilité devrait alors persister ; au contraire, elle est perdue.

6° SECTION TRANSVERSALE DE TOUTE LA MOELLE ÉPINIÈRE, A L'EXCEPTION DES CORDONS POSTÉRIEURS. — Si cette section est faite au niveau de l'une des dernières vertèbres dorsales, ou plus haut, on trouve que les membres postérieurs perdent complétement leur sensibilité. Si la section est faite au niveau de la seconde vertèbre cervicale, la sensibilité se perd dans le tronc et dans les quatre membres. Il résulte clairement de ces faits qu'il n'y a pas de fibre sensitive qui suive le trajet que M. Longet attribue à toutes les fibres sensitives, à savoir de se rendre jusqu'à l'encéphale le long des cordons postérieurs.

En rapprochant ces derniers faits de ceux que nous avons d'abord mentionnés, nous trouvons que, lorsque les cordons postérieurs sont coupés, la transmission des impressions sensitives continue de se faire, tandis que lorsque, au contraire, certaines autres parties de la moelle sont lésées, les cordons postérieurs ne l'étant pas, la sensibilité est perdue. En conséquence, non-seulement les cordons postérieurs ne sont pas les voies uniques de transmission des impressions sensitives, mais encore ces impressions passent toutes par une autre voie, bien qu'elles traversent les cordons postérieurs, ainsi que nous l'avons montré dans nos deux précédents mémoires.

7° Sensibilité de la surface de section inférieure après que l'on a coupé les cordons postérieurs en travers. — Il est évident que si la théorie de M. Longet était vraie, on devrait, en cherchant l'existence et le degré de sensibilité des deux surfaces, trouver que la supérieure, celle qui semble être seule en rapport avec l'encéphale, est très-sensible, tandis que l'inférieure, qui semble ne plus être en rapport direct de continuité avec l'encéphale, est tout à fait insensible. Eh bien! tout au contraire, ainsi que nous l'avons trouvé, la sensibilité paraît être plus vive dans la portion des cordons postérieurs qui avoisine la surface inférieure de la section que dans la portion de ces cordons qui avoisine la surface supérieure. Il est clair que cette expérience suffirait à elle seule pour montrer l'inexactitude de la théorie de M. Longet.

8° Insensibilité de la surface de section supérieure après que l'on a coupé en travers les corps restiformes au niveau du bec du calamus.—Ce fait, qu'après une section transversale des cordons postérieurs à l'endroit où ils prennent le nom de corps restiformes, la surface inférieure est extrêmement sensible et la supérieure dépourvue de sensibilité (1), est décisif contre la théorie de M. Longet, parce que, sui-

(1) Voyez pour les détails le rapport de M. Broca, Gaz. Méd., 1855, p. 496, et Mémoires de la Soc. de biologie pour 1855, p. 48-49, exp. XI, pl. II, fig. 5c.

vant cette théorie, nous devrions trouver : 1° la surface inférieure insensible ; 2° la surface supérieure très-sensible.

Lorsque nous avons fait cette expérience, nous croyions, avec tout le monde, qu'à l'état normal les corps restiformes sont doués d'une sensibilité très-vive. Nous nous trompions : ils ne sont pas sensibles, ou s'ils le sont, c'est à un très-faible degré. Ce sont surtout les assertions de M. Longet qui nous ont trompé à cet égard. Cet auteur déclare d'une manière tellement positive avoir constaté que les corps restiformes jouissent d'une exquise sensibilité (1), que nous avions admis l'exactitude de son assertion. Mais en cherchant si vraiment il y a dans cette partie du bulbe une extrême sensibilité, nous avons été profondément surpris de trouver qu'elle est insensible ou à peine sensible. Si donc il était nécessaire, comme M. Longet l'a cru, qu'une partie fût sensible pour être capable de transmettre les impressions sensitives, il y aurait lieu de conclure que les corps restiformes ne transmettent pas les impressions, puisqu'ils ne sont pas sensibles.

9° Ablation du cervelet.—Il est très-certain que les animaux qui ont subi cette opération sont souvent dans un état d'hyperesthésie très-marqué. Or si le cervelet était le lieu de passage d'un très-grand nombre de fibres sensitives, ainsi que M. Longet a été forcé de l'admettre par suite de ce fait anatomique incontestable que la majorité des fibres des corps restiformes se portent au cervelet, la sensibilité devrait être notablement diminuée après l'ablation de cet organe.

10° Section transversale des pédoncules cérébelleux antérieurs.— M. Longet a été conduit forcément à imaginer que les fibres sensitives qui se portent, suivant lui, des corps restiformes au cervelet, se rendent de ce dernier organe au cerveau par les pédoncules antérieurs ou les *processus cerebelli ad testes*. Si cette partie de la théorie était vraie, nous trouverions la sensibilité diminuée dans le tronc ou les membres, ou dans quelques-unes de leurs parties, après la section transversale des *processus ad testes*. Or il n'en est rien, et il semble, au contraire, que l'animal soit hyperesthétique. Il ressort donc de cette expérience que ces processus ne sont pas ce qu'a supposé M. Longet.

11° Section transversale de la substance grise centrale de la moelle

---

(1) Traité de physiol., 1850, t. II, B. p. 32, et dans nombre d'autres endroits, et entre autres la page 209, où l'auteur déclare que « le moindre attouchement des corps restiformes a occasionné les douleurs les plus vives. »

ÉPINIÈRE.—Nous avons décrit ailleurs (1) des expériences variées, mais consistant essentiellement dans la section transversale de la substance grise. Nous avons dit que cette opération empêche entièrement la transmission des impressions sensitives venues des parties situées à une certaine distance en arrière du lieu de la section.

Ce fait est en opposition complète avec la théorie de M. Longet, puisqu'alors les cordons postérieurs n'étant pas altérés, la transmission des impressions sensitives devrait continuer à se faire. M. Longet, qui n'a pas cherché quelle est l'influence de la section des divers cordons de la moelle épinière sur la sensibilité, parce que les animaux sur lesquels il mettait la moelle à nu dans la région lombaire perdaient invariablement la sensibilité dans le train postérieur, par suite, croit-il, de cette simple exposition de la moelle à l'action de l'air (2), M. Longet dit que la destruction de la substance grise de la moelle, sur des chiens, « dans une longueur aussi considérable que possible, à l'aide d'un stylet, n'a aucunement modifié la sensibilité des faisceaux médullaires postérieurs (3). » Nous ne pouvons tenir aucun compte de cette expérience, attendu qu'il nous est impossible de deviner : 1° ce que l'auteur appelle une étendue *aussi considérable que possible ;* 2° quelle est la grosseur du stylet employé; 3° quelle est l'étendue transversale de la partie de la substance grise qui a été détruite; 4° quelle est la partie des faisceaux postérieurs qui est restée sensible.

M. Magendie avait déjà fait, il y a longtemps, une expérience analogue. Mais lui aussi n'a pas donné, à cet égard, de suffisants détails. Il dit seulement : « J'ai plusieurs fois enfoncé des stylets dans presque toute la longueur de la moelle, sans que les mouvements ni la sensibilité de l'animal me parussent diminués (4). » Nous avons fait une expérience analogue : nous avons coupé en travers la moelle épinière à la région lombaire sur des chiens adultes et de taille moyenne, et nous avons enfoncé un stylet d'argent de 1 millim. 1/2 de diamètre dans la partie centrale de la substance grise du segment céphalique de la

---

(1) GAZ. MÉD., 1855, p. 594, et MÉM. DE LA SOC. DE BIOLOGIE pour 1855, p. 73.

(2) TRAITÉ D'ANAT. ET DE PHYSIOL. DU SYST. NERV., 1843, t. I, p. 276, et TRAITÉ DE PHYSIOL., 1850, t. II, B. p. 186.

(3) TRAITÉ DE PHYSIOL., 1850, t. II, B. p. 188.

(4) JOURN. DE PHYSIOL. EXPÉRIM., 1823, t. III, p. 154.

moelle, dans une étendue de 6 à 7 centimètres. La sensibilité a été diminuée, mais à un faible degré seulement, dans les racines postérieures qui naissent de la portion de moelle dans laquelle l'instrument était enfoncé. Dans cette expérience grossière, on introduit le stylet dans le canal central de la moelle épinière, canal dont les parois sont dilatables, ainsi que le montrent les cas d'hydropisie; on détruit sans doute la couche épithéliale qui tapisse ces parois et en même temps une certaine quantité de substance grise. Mais quelle quantité? C'est ce qu'il n'est pas possible de savoir. Il faut donc laisser de côté ce mode d'expérimentation et avoir recours aux sections transversales de la substance grise. Dans ces dernières expériences, on sait ce que l'on fait, ou du moins l'autopsie le montre d'une manière incontestable. Nous n'avons pas besoin de répéter que par ce dernier mode de recherche, nous avons constaté et fait constater par un très-grand nombre de personnes, que la section transversale de la substance grise centrale et de la base des cornes grises empêche complétement la transmission des impressions sensitives venues des parties situées à une certaine distance en arrière de la section.

12° Section d'une moitié latérale de la moelle épinière. — M. Longet admet (1), avec tous les anatomistes modernes, que le sillon médian postérieur s'étend jusqu'à la commissure grise, c'est-à-dire que les deux cordons postérieurs ne communiquent aucunement l'un avec l'autre, à moins que ce ne soit par l'intermédiaire de la substance grise. Eh bien! s'il en est ainsi, en admettant que les cordons postérieurs sont la seule voie de transmission des impressions sensitives, et que la substance grise ne serve en rien à cette transmission, ainsi que le veut la théorie de M. Longet, nous devons trouver que la section transversale d'une moitié latérale de la moelle épinière fait perdre complétement la sensibilité aux parties qui sont en arrière et du côté de la section. En est-il ainsi? Tout au contraire, là où il devrait y avoir de l'anesthésie, c'est de l'hypersthésie qui existe (2). Il

(1) Traité d'anat. et de physiol. du syst. nerv., 1843, t. I, p. 229.

(2) Voyez à ce sujet le rapport de la commission du prix de physiologie expérimentale, commission composée de MM. Flourens, Rayer, Duméril, Pelouze, Serres et Magendie, *in* Comptes rendus de l'Acad. des sciences, 1852, t. XXXIV, séance du 22 mars.

résulte de là nécessairement que les impressions sensitives passent par la substance grise.

Nous bornerons-là notre exposé des principales expériences contraires à la théorie de M. Longet. Nous pourrions ajouter à ces preuves expérimentales un grand nombre d'autres tout aussi décisives. Mais il est évident que nous en avons rapporté beaucoup plus qu'il n'en faut, car si le lecteur veut prendre au hasard l'un quelconque des faits que nous venons de décrire ou de mentionner, et s'il veut réfléchir quelques instants sur la valeur de ce fait, il le trouvera suffisant pour démontrer l'inexactitude du système de M. Longet. Pour ceux qui désireraient connaître les autres preuves expérimentales qui existent contre ce système, nous les renvoyons aux faits qui sont rapportés dans un de nos précédents mémoires (1), et aux faits que nous rapporterons bientôt contre la théorie des physiologistes allemands (Stilling, Schiff et autres).

En nous résumant à l'égard des faits expérimentaux relatifs à la théorie de M. Longet, nous dirons :

1° Que ce physiologiste ne fonde cette théorie que sur un seul fait, qui, en admettant qu'il soit exact, ne prouve rien autre chose que l'existence de la sensibilité dans les cordons postérieurs et son absence dans les autres parties de la moelle épinière;

2° Qu'il existe un nombre très-considérable de faits expérimentaux très-variés prouvant chacun d'une manière incontestable que la théorie de M. Longet est erronée.

Ainsi il n'y a aucun fait direct en faveur de cette théorie, et il en existe, au contraire, un très-grand nombre qui lui sont absolument opposés.

§ II. — FAITS CLINIQUES CONTRE LA THÉORIE DE M. LONGET.

Ce n'est qu'avec la plus grande réserve qu'il est permis de tirer des conclusions, pour la pathologie comme pour la physiologie, d'un examen anatomico-pathologique fait nombre d'heures après la mort, dans les cas de maladie du centre encéphalo-rachidien. Nous divisons en

---

(1) GAZ. MÉD. DE PARIS, 1855, p. 657, et MÉM. DE LA SOC. DE BIOLOGIE pour 1855, t. II, 2e série, p. 77 ; voyez surtout les exp. I, II, III, IV, V, IX et X, et les fig. 2, 3, 4, 6, 7, 8 et 9 de la planche I.

deux catégories distinctes les cas d'altération siégeant dans ce centre nerveux, suivant le degré de validité des déductions que l'on peut tirer de cet examen *post mortem*. Dans une catégorie, nous plaçons les ramollissements, les abcès, les hémorrhagies et autres épanchements, les changements de couleur, etc. Dans une autre catégorie nous plaçons les blessures, les tumeurs et autres lésions, dont l'étendue peut être mesurée d'une manière assez précise, et dont l'existence, pendant au moins un certain temps avant la mort, est connue d'une manière positive.

Dans les cas de la première catégorie, il est impossible de savoir quel était le degré de l'altération pendant la vie, à l'époque du dernier examen des symptômes. En outre, il est impossible aussi de connaître quels sont les changements survenus dans l'altération, d'une part, entre l'instant du dernier examen et le moment où la mort a eu lieu, et, d'une autre part, depuis ce dernier moment et l'instant où l'autopsie est faite. Il n'en est pas ainsi dans les cas de la seconde catégorie. Aussi est-ce surtout en étudiant des faits appartenant à cette dernière catégorie que nous nous sommes convaincu que la théorie de M. Longet rencontre tout autant d'opposition dans les faits cliniques que dans les faits expérimentaux.

Nous ne rapporterons pas ici les faits cliniques qui nous ont conduit à cette conclusion : on les trouvera dans le livre que nous allons publier sur la physiologie et la pathologie de la moelle épinière et de la moelle allongée. Nous croyons cependant devoir indiquer, d'une manière sommaire, ce que sont et ce que montrent ces faits. Ce sont des cas de lésion des cordons postérieurs de la moelle épinière, de la substance grise de cet organe, des corps restiformes, du cervelet ou de la protubérance annulaire. Quant à ce qu'ils enseignent, le voici :

1° La transmission des impressions s'opère malgré des lésions plus ou moins considérables des cordons postérieurs de la moelle épinière.

2° Les lésions de la substance grise de la moelle épinière, suivant leur étendue, empêchent plus ou moins complétement la transmission des impressions sensitives. Limitées à une moitié latérale de la moelle, ces lésions empêchent la transmission des impressions sensitives venues de la moitié du corps du côté opposé.

3° La transmission des impressions sensitives s'opère malgré une lésion notable des corps restiformes.

4° Les lésions, même très-considérables, du cervelet, et plus encore la destruction totale ou l'absence de cet organe, peuvent ne pas produire de paralysie de la sensibilité.

5° Les lésions limitées à une moitié latérale de la protubérance ou de la moelle allongée, quand elles causent une paralysie de la sensibilité, la produisent dans la moitié du corps du côté opposé.

Ce dernier fait et le précédent sont en opposition formelle avec cette partie du système de M. Longet, d'après laquelle les fibres sensitives passeraient en majeure partie par le cervelet et feraient leur entre-croisement au-dessus ou en avant de la protubérance, là où les *processus cerebelli ad testes* semblent s'entre-croiser. Quant aux autres faits, ils démontrent que M. Longet s'est trompé en affirmant que la transmission des impressions sensitives s'opère exclusivement par les cordons postérieurs de la moelle épinière et par les corps restiformes. Ils montrent aussi que cet écrivain distingué s'est trompé en affirmant que la substance grise de la moelle n'est pas un organe conducteur des impressions sensitives.

§ III. — FAITS ANATOMIQUES CONTRE LA THÉORIE DE M. LONGET.

Nous avons déjà montré ailleurs (1) que l'anatomie humaine, l'anatomie comparée et l'anatomie de structure sont également contraires à la doctrine de M. Longet. Nous nous bornerons à ajouter ici quelques faits très-importants à l'égard de la structure de la moelle épinière et de la moelle allongée, faits qui sont en opposition formelle avec la théorie que nous critiquons.

Les coupes transversales de la moelle épinière, ainsi que nous l'avons vu sur des préparations faites par nous-même, et surtout sur d'admirables préparations faites par Stilling et J. Lockhart Clarke, et d'après ce qui a été publié par la plupart des micrographes qui se sont occupés récemment de la structure de la moelle épinière, montrent que les racines postérieures, d'un côté, envoient des fibres : 1° dans le cordon postérieur du côté correspondant et dans celui du côté opposé ; 2° dans le cordon latéral du côté correspondant et dans celui du côté opposé ; 3° dans les racines antérieures du côté correspondant et

(1) GAZ. MÉD. de Paris, 1855, p. 567, et MÉM. DE LA SOC. DE BIOL. pour 1855, p. 57-59.

dans celles du côté opposé (1). A cela il faut ajouter qu'il y a aussi des fibres transversales venues des racines postérieures, qui semblent s'unir aux cellules de la substance grise.

Les coupes longitudinales de la moelle épinière donnent des résultats bien plus importants. Nous avons vu de très-belles préparations de ce genre, les unes faites par Stilling, les autres faites par J. Lockhart Clarke. Les préparations que nous avons faites nous ayant conduit à admettre l'exactitude des dessins que Clarke a publiés, et l'examen comparatif que nous avons fait des préparations de cet anatomiste distingué et de ses dessins, nous ayant montré que ceux-ci sont, pour ainsi dire, des portraits très-ressemblants, nous allons indiquer, en peu de mots, ce que ces dessins et ces préparations enseignent à l'égard de la marche des racines postérieures dans la moelle épinière.

Ils montrent (2) que les fibres des racines postérieures se divisent en trois séries : une de fibres ascendantes, une de fibres descendantes, une de fibres transversales.

Les fibres ascendantes se dirigent obliquement vers l'encéphale. La plupart se portent dans l'intérieur de la substance grise; les autres montent longitudinalement avec les fibres des cordons postérieurs.

Les fibres descendantes, en s'éloignant de l'encéphale, se portent presque toutes dans l'intérieur de la substance grise.

Quant aux fibres transversales, nous avons dit plus haut comment elles se comportent.

Parmi les fibres ascendantes ou descendantes, il en est qui sont *commissurales*. Elles passent le long des cordons postérieurs, allant des racines postérieures d'une paire de nerfs aux racines postérieures de la paire de nerfs qui est au-dessus et de celle qui est au-dessous (3). D'autres fibres, parmi les descendantes, paraissent clairement se continuer avec les racines antérieures.

Il importe de dire que Clarke n'a été guidé dans ses recherches sur la structure de la moelle par aucune vue théorique, et que lorsqu'il découvrit, en 1853, que les racines postérieures ou sensitives envoient des

---

(1) Voyez la fig. 7, pl. III, MÉM. DE LA SOC. DE BIOL. pour 1855, t. II, 2e série.

(2) Voyez PHILOSOPHICAL TRANSACTIONS, 1853, p. 347, pl. XXIII et XXIV, et MÉM. DE LA SOC. DE BIOL. pour 1855, pl. III, fig. 8 et 10.

(3) Voyez la fig. 7, pl. II, *in* MÉM. DE LA SOC. DE BIOL. pour 1855.

fibres descendantes dans la moelle épinière, il ignorait que l'année précédente, j'avais été conduit, par certaines expériences, à admettre l'existence de ces fibres.

Le nombre des fibres descendantes paraît être inférieur à celui des fibres ascendantes. Cela montre qu'il faut chercher ailleurs que dans la différence de nombre, l'excès de sensibilité que j'ai trouvé dans le bout caudal comparé au bout céphalique des cordons postérieurs coupés en travers.

M. Longet, suivant en cela Charles Bell, a soutenu que parmi les nerfs crâniens, ceux qui servent à la transmission des impressions sensitives naissent des prolongements dans l'encéphale des cordons postérieurs de la moelle. Nous avons déjà dit ailleurs combien les belles recherches de Stilling et de MM. Vulpian et Philipeaux sont en opposition avec l'hypothèse soutenue par M. Longet; nous nous bornerons à dire ici qu'aujourd'hui il n'est plus douteux que c'est de la substance grise de la moelle allongée que viennent les nerfs sensitifs crâniens, et non des corps restiformes. Les belles recherches de R. Wagner et de quelques autres anatomistes ont donné une complète confirmation à ce qu'avait avancé Stilling à cet égard, dans ses deux magnifiques ouvrages sur la moelle allongée et sur la protubérance. Nous sommes heureux d'avoir à ajouter à l'autorité de ces noms célèbres celle d'un homme si compétent en anatomie microscopique que Koelliker (1).

En résumant ce que nous venons d'exposer à l'égard de la théorie ou mieux du système de M. Longet, relatif à la voie de transmission des impressions sensitives dans le centre encéphalo-rachidien, nous dirons :

A. Qu'il existe de nombreuses contradictions entre différents points de ce système, et aussi entre ce système et des faits et des théories que M. Longet admet comme vrais, et qu'il est singulier que ces contradictions n'aient pas empêché l'auteur de proposer son système et le public de l'admettre (voy. ci-dessus, p. 8-9) ;

B. Que les faits expérimentaux rapportés par M. Longet, en preuve de la seule partie de son système qu'il ait essayé de démontrer, ne donnent pas et ne peuvent pas donner les résultats qu'il annonce, excepté peut-être sur des animaux mourants ;

---

(1) Voyez les Éléments d'histologie humaine, traduction de MM. Béclard et Sée, fasc. II, p. 330.

C. Qu'en admettant cependant que ces expériences aient donné les résultats que M. Longet dit avoir obtenus, ceux-ci ne prouvent absolument rien en faveur du système qu'il a soutenu (voy. MÉMOIRES DE LA SOCIÉTÉ DE BIOLOGIE POUR 1855, p. 56);

D. Que M. Longet lui-même rapporte des expériences contraires à son système (voy. ci-dessus, p. 10);

E. Que M. Longet n'a pas fait d'expériences directes pour trouver la voie de transmission des impressions sensitives dans la moelle épinière, et qu'il ne pouvait pas en faire, puisque, ainsi qu'il le déclare formellement lui-même, il n'a jamais pu mettre la moelle à nu à la région lombaire, sans produire une paralysie de la sensibilité dans le train postérieur (voy. son TRAITÉ DE PHYSIOLOGIE, t. II, B. 1850, p. 186);

F. Que M. Longet n'a établi son système que sur une fausse apparence de continuité des fibres des racines postérieures avec les cordons postérieurs;

G. Qu'il n'a apporté à l'appui de ce système aucun fait direct anatomique, expérimental ou clinique (voy. ci-dessus, p. 8, et les MÉMOIRES DE LA SOCIÉTÉ DE BIOLOGIE POUR 1855, p. 57);

H. Qu'il existe un nombre extrêmement considérable de faits anatomiques, expérimentaux et cliniques, qui prouvent directement l'inexactitude de ce système, et que ces faits sont tellement en opposition avec ce système que chacun d'eux (au moins parmi les faits expérimentaux et les faits cliniques) suffirait à lui seul pour prouver l'inexactitude du système (voy. ci-dessus, p. 10-21);

I. Que non-seulement le système, dans son ensemble, est essentiellement contraire aux faits, mais qu'il en est de même pour chacun de ses détails;

C'est ainsi que : 1° Il n'est pas vrai que toutes les fibres des nerfs rachidiens qui transmettent des impressions sensitives pénètrent avec les racines postérieures dans les cordons postérieurs (voy. ci-dessus, p. 19-21);

2° Il n'est pas vrai que les fibres servant à la transmission des impressions sensitives, et qui ont pénétré dans les cordons postérieurs, se portent à l'encéphale dans ces cordons (voy. ci-dessus, p. 10, 11, 12, 13, 16);

3° Il n'est pas vrai que la transmission des impressions sensitives s'opère exclusivement le long des cordons postérieurs et des corps restiformes (voy. ci-dessus, p. 10-17);

4° Il n'est pas vrai que les fibres des racines postérieures servant à la transmission des impressions sensitives passent en majorité à travers le cervelet (voy. ci-dessus, p. 14 et 19);

5° Il n'est pas vrai que ces fibres sortent du cervelet par les *processus cerebelli ad testes* (voy. ci-dessus, p. 14);

6° Il n'est pas vrai que ces fibres s'entre-croisent là où quelques anatomistes croient que les *processus cerebelli ad testes* s'entre-croisent (voy. ci-dessus, p. 12 et 16);

7° Il n'est pas vrai que la moelle allongée n'ait pas une action croisée pour la sensibilité (Voy. ci-dessus, p. 21, et notre MÉMOIRE SUR LA TRANSMISSION CROISÉE, *in* GAZETTE HEBDOMADAIRE DE MÉDECINE, etc., 1855, nos 31 et 36);

8° Il n'est pas vrai que les nerfs crâniens sensitifs naissent des prolongements des cordons postérieurs dans l'encéphale, c'est-à-dire des corps restiformes (voy. ci-dessus, p. 21);

9° Il n'est pas vrai que la transmission des impressions sensitives ne puisse s'opérer que par des parties sensibles (voy. ci-dessus, p. 10-17);

10° Enfin, il n'est pas vrai que la substance grise soit incapable de transmettre les impressions sensitives (voy. ci-dessus, p. 12-16).

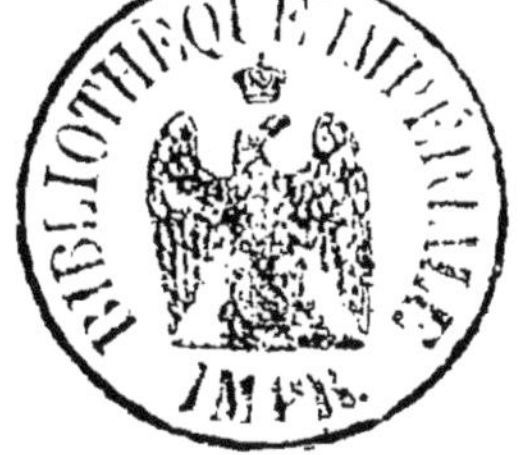

FIN.

www.ingramcontent.com/pod-product-compliance
Ingram Content Group UK Ltd.
Pitfield, Milton Keynes, MK11 3LW, UK
UKHW012307240726
13966UKWH00004B/1709

9 782012 973978